Einleitung

Bist du jemand von der Sorte, die alles auf den letzten Drücker machen? Ist der nächste Strandurlaub schon viel zu nahe, um jetzt noch eine ausführliche Diät zu machen? Apropos Diät, von denen hast du schon seit langem den Kragen voll?

Das ist absolut kein Problem! Es muss nicht immer eine Diät sein, denn du kannst deinen Fettvorrat im Körper auch völlig anders angreifen. Mit der Beschleunigung deines Stoffwechsels!

Anfangs mag es ein bisschen kompliziert erscheinen, aber dafür werden wir dir hier alles ausführlich beschreiben und dir für ein siebentägiges Programm Schritt für Schritt Anleitungen geben, wie auch du deinen Stoffwechsel beschleunigen kannst. Uns geht es dabei auch speziell um Nachhaltigkeit, denn du möchtest natürlich nicht sofort am achten Tag wieder zunehmen.

Der Stoffwechsel ist eine träge Sache. Das heißt, dass du im Gegensatz zu den Diäten, bei denen man mal eben hungert, nicht sofort abnehmen wirst. Die Entwicklung wird langsamer verlaufen, was heißt, dass der

Zeiger auf deiner Waage erst nach ein paar Tagen nach unten wandern wird. Allerdings hat die Trägheit des Stoffwechsels auch den Vorteil, dass er, wenn er erst mal in Schwung gekommen ist, nicht mehr schnell aufgehalten werden kann und auch nach Ende deines einwöchigen Programms weiterhin munter Kalorien verbrennen wird.

Stell es dir einfach so vor, als hättest du ein Auto und einen Güterzug nebeneinander. Das Auto, hier eine Hungerdiät, kannst du schnell beschleunigen und auch schnell bremsen. Der Güterzug, oder eben der Stoffwechsel, braucht etwas mehr Zeit, um schnell zu werden, aber dann kannst du ihn auch kaum mehr stoppen.

Dabei gibt es noch ganz angenehme Nebenwirkungen, wenn der Stoffwechsel schnell ist: Du nimmst nicht nur ab, sondern fühlst dich auch viel frischer und munterer. Dein Körper verhindert mehr Ablagerung von Giftstoffen im Körper und dein Immunsystem wird verbessert. Ganz obendrein wirst du eine bessere Laune haben und dich in deinem Körper viel wohler fühlen!

Klingt gut? Also legen wir mal los.

Stoffwechsel beschleunigen

Abnehmen in 7 Tagen

Inhaltsverzeichnis

Kapitel 1

Bist du jemand von der Sorte, die alles auf den letzten Drücker machen? Ist der nächste Strandurlaub schon viel zu nahe, um jetzt noch eine ausführliche Diät zu machen? Apropos Diät, von denen hast du schon seit langem den Kragen voll?

Das ist absolut kein Problem! Es muss nicht immer eine Diät sein, denn du kannst deinen Fettvorrat im Körper auch völlig anders angreifen. Mit der Beschleunigung deines Stoffwechsels!

Anfangs mag es ein bisschen kompliziert erscheinen, aber dafür werden wir dir hier alles ausführlich beschreiben und dir für ein siebentägiges Programm Schritt für Schritt Anleitungen geben, wie auch du deinen Stoffwechsel beschleunigen kannst. Uns geht es dabei auch speziell um Nachhaltigkeit, denn du möchtest natürlich nicht sofort am achten Tag wieder zunehmen.

Der Stoffwechsel ist eine träge Sache. Das heißt, dass du im Gegensatz zu den Diäten, bei denen man mal eben hungert, nicht sofort abnehmen wirst. Die Entwicklung wird langsamer verlaufen, was heißt, dass der

Zeiger auf deiner Waage erst nach ein paar Tagen nach unten wandern wird. Allerdings hat die Trägheit des Stoffwechsels auch den Vorteil, dass er, wenn er erst mal in Schwung gekommen ist, nicht mehr schnell aufgehalten werden kann und auch nach Ende deines einwöchigen Programms weiterhin munter Kalorien verbrennen wird.

Stell es dir einfach so vor, als hättest du ein Auto und einen Güterzug nebeneinander. Das Auto, hier eine Hungerdiät, kannst du schnell beschleunigen und auch schnell bremsen. Der Güterzug, oder eben der Stoffwechsel, braucht etwas mehr Zeit, um schnell zu werden, aber dann kannst du ihn auch kaum mehr stoppen.

Dabei gibt es noch ganz angenehme Nebenwirkungen, wenn der Stoffwechsel schnell ist: Du nimmst nicht nur ab, sondern fühlst dich auch viel frischer und munterer. Dein Körper verhindert mehr Ablagerung von Giftstoffen im Körper und dein Immunsystem wird verbessert. Ganz obendrein wirst du eine bessere Laune haben und dich in deinem Körper viel wohler fühlen!

Klingt gut? Also legen wir mal los.

Kapitel 2: Wie funktioniert der Stoffwechsel?

Fangen wir mit dem Ergebnis des Stoffwechsels an: dafür gibt es eine ganz einfache Rechnung. Du nimmst die Zahl aller Kalorien, die du täglich zu dir nimmst. Nun ziehst du davon die Zahl aller Kalorien ab, die du täglich verbrennst. Wenn das Ergebnis eine positive Zahl ist, nimmst du zu und wenn die Zahl negativ ist, nimmst du ab.

Dein Ziel ist es also, mehr Kalorien zu verbrennen, als du isst (oder trinkst). Dann wird dein Körper auf Fettreserven zurückgreifen müssen und du wirst schlanker und außerdem Gewicht verlieren.

Die Aufgabe des Stoffwechsels ist es also, einfach ausgedrückt, unser Essen zu verwerten.

Dabei gibt es eine Reihe von biochemischen Prozessen, die alles regeln und jede Zelle unseres Körpers mit dem nötigen Brennstoff versorgt. Dabei gibt es zwei Grundstoffwechsel: Den Baustoffwechsel, der unseren Körper mit der Substanz versorgt, die wir brauchen, um zu wachsen und Zellen auszutauschen. Er ist vor allem in der

Kindheit und Jugend wichtig, wenn man wächst aber auch später im Erwachsenenalter werden wir immer wieder Zellen austauschen oder es gibt neue Zellen, die der Wundheilung dienen, usw.

Der andere Stoffwechsel ist der Energiestoffwechsel. Er versorgt unsere Zellen mit genügend Energie, sodass die Muskeln arbeiten können und damit unser Körper immer warm genug bleibt und schließlich auch das Gehirn, denn es verbraucht ebenfalls sehr viel Energie. Wenn wir davon sprechen, dass wir den Stoffwechsel ankurbeln wollen, um Fett abzubauen, geht es immer nur um den Energiestoffwechsel.

Außerdem ist der Stoffwechsel auch für die Müllentsorgung in unserem Körper verantwortlich. Dabei sprechen wir hauptsächlich von Giftstoffen. Diese haben auch einen Einfluss auf den Stoffwechsel selbst, wie wir später beschreiben werden.

Es ist wichtig, dass du den Stoffwechsel nicht einfach mit der Verdauung vergleichst. Die Verdauung ist nur ein kleiner Baustein im gesamten Stoffwechsel. Wenn wir von der Beschleunigung des Stoffwechsels sprechen, meinen wir nicht, dass deine Nahrung schneller vom Mund zum anderen Ende bewegt werden soll, sondern dass deine

Zellen mehr Energie verbrauchen und dass der Stoffwechsel schneller Energie und Giftstoffe transportiert.

Unsere Nahrung besteht aus mehreren essentiellen Bausteinen: Kohlenhydrate, Eiweiß und Fett. Die Kohlenhydrate kommen dabei in verschiedenen Formen. Alle Bausteine von Kohlenhydraten, auch Moleküle genannt, sehen wie eine Kette aus. Zucker hat nur eine sehr kurze Kette, Weißmehl hat eine mittellange Kette und Vollkornmehl hat eine lange Kette. Das gleiche gilt übrigens auch für Reis und alle anderen Getreidearten.

Wenn du etwas isst, kaust du es und schluckst es hinunter. Nun landet deine Nahrung im Magen. Hier und im Darm wird sie nun in ihre einzelnen Bausteine zerlegt. Im Magen werden alle Kohlenhydrate in ihre einzelnen Kettenglieder zerlegt. Wenn du also Zucker isst, muss der Magen fast nichts tun und schickt die Nahrung sofort weiter und du wirst schnell wieder hungrig. Wenn du aber Vollkorn isst (gleiche Kalorienmenge), arbeitet dein Magen mehrere Stunden lang daran, all die langen Ketten in ihre einzelnen Glieder zu zerlegen und du fühlst dich für diese ganze Zeit über satt. Außerdem werden Fette in Fettsäuren und Glyceride zerlegt und Eiweiße in ihre einzelnen Aminosäuren (unterschiedliche Grundbausteine von Eiweiß).

Anschließend wird alles im Darm in die Blutbahn weitergeleitet und in die einzelnen Zellen des Körpers transportiert. Wenn nun mehr Energie vorhanden ist, als die Zellen verbrauchen, legt der Körper neue Zellen an und lagert dort Fett ein. Außerdem werden überschüssige Kohlenhydrate in Glykogen und Fett verwandelt und ebenfalls eingelagert und wir werden dicker.

Dieser Prozess funktioniert auch umgekehrt, denn wenn weniger Energie zur Verfügung steht, als wir brauchen, dann holt der Stoffwechsel die Fette aus den Zellen und verwandelt sie wieder in Energie und wir nehmen ab.

Also doch die Hungerdiät? Klingt schließlich einfach: nichts essen, keine Energie dem Körper zuführen und schwupps, schon verbrennt er Fett.

Leider geht das nicht so leicht, denn wir machen hier die Rechnung ohne den Hungerstoffwechsel.

Machen wir mal eine kleine Zeitreise 10.000 Jahre zurück in die Steinzeit: Unsere Vorahnen hatten keine Supermärkte und täglich verfügbare Nahrung. Es gab immer eine oder mehrere Perioden im Jahr, während denen Nahrung knapp war und man von kargen Vorräten leben musste. Um nun nicht zu verhungern, hat unser Körper den Hungerstoffwechsel erfunden. Dabei wird der Stoffwechsel verlangsamt, also das Gegenteil von dem, was wir erreichen wollen. Außerdem baut der Stoffwechsel hier nicht nur die Fettreserven, sondern auch die Muskeln ab. Du wirst vielleicht schlanker, aber ohne Muskeln, die den Körper formen, siehst du überhaupt nicht gut aus. Außerdem verliert der Körper das Vertrauen in die Zuverlässigkeit der Nahrungsversorgung.

Wenn du nun mit der strengen Diät aufhörst und zum Alltag zurückkehrst, lagert der Körper so viel wie möglich in Fettreserven ein, denn er weiß ja nicht, wann die nächste Hungersnot ausbricht. Außerdem hat der Stoffwechsel sich ja verlangsamt und kann deshalb nicht so viel wie gewünscht verbrennen und du fühlst dich schlapp und müde. Mit anderen Worten: du hast das perfekte Rezept für den Jojo-Effekt.

Außerdem haben Giftstoffe einen erheblichen Einfluss auf den Stoffwechsel. Wenn unser Körper sie nicht schnell genug loswerden kann, dann wird der Stoffwechsel sehr träge und arbeitet ähnlich wie beim Hungerstoffwechsel nur sehr langsam, was dazu führt, dass wir kaum Fett abbauen können.

Kapitel 3: Mein Energieverbrauch

Für das siebentägige Programm solltest du dir deinen Energieverbrauch ausrechnen. Dabei wird zwischen zwei Kategorien unterschieden.

1. Grundumsatz: die Energie, die du brauchst, um alle lebensnotwendigen Funktionen zu erhalten, also Atmung, Kreislauf, Verdauung, Hirnfunktionen und die Bereitstellung von Wärme.

2. Leistungsumsatz: die Menge an Kalorien, die du durch Bewegung und Tätigkeiten verbrauchst. Dies ist deine Stellschraube, an der du drehen kannst, um deinen Kalorienverbrauch zu erhöhen, wenn du den Stoffwechsel beschleunigst.

Um den Hungerstoffwechsel zu vermeiden, muss deine Kalorienaufnahme immer (!) über dem Grundumsatz liegen. Daher werden wir dir zeigen, wie du ihn für dich persönlich berechnest, damit du immer genug isst.

Dabei müssen wir zwischen Geschlechtern unterscheiden. Außerdem brauchst du (neben einem Taschenrechner und einem Zettel) dein Alter in Jahren, dein Gewicht in kg und deine Körpergröße in cm. Das Ergebnis ist dein Grundumsatz pro Tag.

Frauen: Grundumsatz = 655,1 + (9,6 * Gewicht) + (1,8 * Größe) – (4,7 * Alter)

Männer: Grundumsatz = 66,47 + (13,7 * Gewicht) + (5 * Größe) – (6,8 * Alter)

Machen wir also mal ein Beispiel:

Eine Frau, die 35 Jahre alt ist, 70 kg wiegt und 175 cm groß ist.

Setzen wir alles in dir Formel ein, sieht das so aus:

655,1 + (9,6 * 70) + (1,8 * 175) – (4,7 * 35)

= 655,1 + 672 + 315 – 164,5

= 1477,6

Also liegt der Grundverbrauch unserer Beispielfrau bei 1477,6 Kilokalorien pro Tag.

Dein Leistungsstoffwechsel muss nicht ausgerechnet werden, denn er verändert sich laufend. Indem du den Stoffwechsel beschleunigst, wirst du unter anderem deinen Leistungsstoffwechsel erhöhen.

Kapitel 4: Wie man den Stoffwechsel beschleunigt

Es gibt viele verschiedene Dinge, die Einfluss auf deinen Stoffwechsel haben. Wenn du nur an einem oder zwei Dingen arbeitest, kannst du sehr wohl etwas erreichen, aber es braucht Zeit. Da unser Ziel in diesem Buch ist, innerhalb einer Woche deinen Stoffwechsel in Schwung zu bringen, werden wir alle Einflüsse auf deinen Stoffwechsel berücksichtigen, damit der Stoffwechsel besser reagieren kann und schneller wird.

1. Genug Trinken

Dein Trinkverhalten hat den größten Einfluss auf deinen Stoffwechsel. Unser Körper besteht zu 65% nur aus Wasser! Unsere Nieren sind dabei ein wichtiger Bestandteil, denn sie filtern alle Giftstoffe aus unserem Körper und spülen sie mithilfe von Wasser weg. Wenn wir nicht regelmäßig entschlacken hindern wir unseren Stoffwechsel daran, vernünftig zu arbeiten. Wir kommen gut mit 1,5 bis 2 Litern Wasser pro Tag aus, aber das ist oft nicht genug, um alle Giftstoffe vernünftig aus dem Körper spülen zu können und unser Stoffwechsel wird deshalb zu langsam. Auch wenn wir uns bewegen (was du in den nächsten sieben Tagen tun wirst) oder viel sprechen, erhöhen wir unseren Wasserverbrauch. Je nach Lebensstil sollte man also mehr oder weniger 3 Liter am Tag trinken.

2. Richtig Trinken

Alkohol, Kaffee und schwarzer Tee sind zwar trinkbare Flüssigkeiten, sollten aber während der nächsten sieben Tage vom Plan gestrichen werden. Speziell Alkohol ist besonders schlecht, denn er ist tatsächlich ein Gift. Daher konzentriert sich der Stoffwechsel hauptsächlich darauf, den Alkohol abzubauen und los zu werden. Das bedeutet, dass in dieser Zeit der Rest des Körpers nicht viel vom Stoffwechsel haben wird. Außerdem stecken in vielen Getränken Kalorien, die wir meistens gar nicht in unserer Kalorienaufnahme mit einberechnen. Nicht nur alkoholische Getränke schlagen dabei zu Buche, sondern auch Limonaden und Fruchtsäfte. Fruchtsäfte klingen ja gesund und haben Vitamine, aber sie stecken auch voller Zucker! Das gleiche gilt für Smoothies.

Gute Getränke sind natürlich Wasser, aber auch ungesüßte Früchte- und Kräutertees oder stark verdünnte Fruchtsäfte.

3. Iss richtig

Hierbei geht es sowohl um die Menge als auch um die richtigen Lebensmittel:

Wie du vorhin gelesen hast, solltest du beim Abnehmen versuchen, deine Essensmenge an deinen Grundbedarf an Kalorien anzupassen. Wenn du hungrig wirst und einen Snack für zwischendrin brauchst, dann iss Gemüse. Es füllt den Magen, ist aber trotzdem kalorienarm. Du solltest immer genug Minerale und Vitamine zu dir nehmen, bevorzugt mit der Nahrung statt durch Zusatzstoffe. Außerdem braucht dein Körper Ballaststoffe, die übrigens auch lange satt halten. Wenn es dir nicht nach Vollkorn zumute ist, kannst du auch auf Hülsenfrüchte, Nüsse und Gemüse zurückgreifen. Du solltest auch auf das richtige Maß zwischen den einzelnen Nahrungselementen achten. Deine Ernährung sollte aus 55% Kohlehydraten, 30% Fett und 15% Eiweiß bestehen (die Prozente beziehen sich auf die Kaloricnmenge). Bei den Fetten sind besonders ungesättigte Fettsäuren gut, die zum Beispiel in Fisch vorkommen. Am besten sind biologische und kaltgepresste Öle. Fett sollte in Maßen genossen werden, da es viele Kalorien enthält, aber iss keine fettreduzierten Produkte. Sieh dich mal im Supermarkt um und vergleiche normale Produkte mit fettreduzierten. Letztere enthalten oft viel mehr Zucker und haben am Ende die gleiche Kalorienmenge, als ein normales Produkt. Fett ist obendrein ein

Geschmacksträger, also haben fettreduzierte Produkte manchmal weniger Geschmack, was bedeutet, dass man statt einer plötzlich zwei Scheiben Käse aufs Brot legt. Das hat dann aber viel mehr Kalorien.

Benutze keine Eiweißshakes, wenn du kein Bodybuilder bist, sind sie unnötig. Iss einfach genug Fleisch, Milchprodukte, Eier und Bohnen. Auch als Vegetarier und Veganer kann man jederzeit genug Eiweiß bekommen.

Schlussendlich solltest du auch die Tageszeiten beachten, denn dein Körper braucht abends kaum Kohlenhydrate mehr, denn du wirst nicht mehr viel Energie verbrauchen. Also kannst du dein Abendessen daran anpassen. Die Portion sollte nicht groß ausfallen (ein voller Magen schläft auch schlecht) und wenige bis keine Kohlenhydrate enthalten. Am besten geeignet sind hier Salate oder Suppen.

4. Iss bewusst und regelmäßig

Wenn du nebenher beim Essen am Smartphone herumtippst oder fernsiehst, dann wirst du abgelenkt und isst zu viel. Wenn du dich aber bewusst auf dein Essen konzentrierst und vielleicht mit deinem Partner oder Mitbewohner redest, kannst du dich besser auf dein Essen konzentrieren und wirst tatsächlich früher satt. Wer also bewusst isst, nimmt weniger Kalorien zu sich.

Außerdem solltest du deine Mahlzeiten zu festgelegten Zeiten zu dir nehmen, denn das bringt deinen Körper dazu, der Nahrungsversorgung zu 100% zu vertrauen und er legt weniger Fettpolster für Notzeiten an.

5. Schlaf genug

Schlafmangel hat mehrere Folgen für den Stoffwechsel. Wenn wir unter Schlafmangel leiden, produziert unser Körper Hormone, die Hunger verursachen. Unregelmäßiger Schlaf führt auch dazu, dass wir unsere regelmäßigen Mahlzeiten nicht einhalten. Zusammen mit den Hungerhormonen hast du die perfekte Mischung für zu vieles Essen und falsches Essen. Außerdem hat ein müder Körper einen trägen Stoffwechsel und du hast keine Lust auf Sport und verlangsamst so immer mehr deinen Stoffwechsel. Kurz gesagt kann Schlafmangel dich schnell in einen Teufelskreis führen, der deinen Stoffwechsel immer weiter verlangsamt. In der nächsten Woche ist es also essentiell, dass du rechtzeitig ins Bett gehst und täglich gut ausgeschlafen in den Tag startest.

6. Reduziere deinen Stress

Stress hat einen ähnlichen Effekt auf unseren Körper, wie Schlafmangel. Es wird ein ganzer Cocktail an Hormonen in unser Blut freigelassen und wir haben mehr Hunger, schlafen schlechter, bekommen deshalb noch mehr Hunger und der berüchtigte Teufelskreis schon wieder geht los. Stress kann außerdem zu ernsthaften Krankheiten wie Depressionen führen, die für unseren Stoffwechsel alles andere als anregend wirken.

Leider ist Stress im 21. Jahrhundert nicht vermeidbar. Aber du solltest versuchen, ihn auf einem Minimum zu halten. Sei ehrlich mit dir selbst: bist du immer so unverzichtbar? Wage es, einfach mal nein zu sagen, wenn es dir zu viel wird. Nimm dir Zeit für dich selbst, damit du wieder zu dir finden kannst. So wirst du auch in der Arbeit und in der Familie ein besserer Mensch. Wenn du viel Selbstachtung hast, neigst du auch eher dazu, einen gesunden Lebensstil zu führen. Wenig Stress bedeutet auch mehr Glücksgefühle, mehr Motivation zur Bewegung und ein besseres Immunsystem. Teufelskreise kann man auch umkehren. Miste für die nächste Woche deinen Terminkalender aus und nimm dir viel Zeit für schöne Dinge oder einfach zur Entspannung.

7. Treibe nicht zu viel Sport

Sport ist sehr wohl gesund und äußerst wichtig, wenn du deinen Stoffwechsel ankurbeln willst, aber du solltest es auch nicht übertreiben damit. Niemand wurde als

Leistungssportler geboren und auch wenn du voller Motivation steckst, musst du dich nicht gleich zum nächsten Marathon anmelden. Arbeite dich langsam hoch. Wenn du nicht viel Sport getrieben hast oder eine neue Sportart beginnst, müssen sich deine Muskeln und Sehnen erst mal daran gewöhnen. Wer es übertreibt, landet schnell beim Orthopäden und treibt erst mal gar keinen Sport.

Leg dir einen Trainingsplan zu, der zu dir passt. Dazu gehört auch die richtige Sportart, denn wenn du bei der Sache keinen Spaß hast, hörst du schnell wieder damit auf. Wenn du etwas gefunden hast, das dir gefällt, dann fang klein an und steigere dich immer wieder ein bisschen. Setz dich nicht unter Leistungsdruck, sondern folge deinem Körper. Wenn du starken Muskelkater hast, dann musst du dein Pensum etwas reduzieren. Behalte im Kopf, dass du niemandem etwas beweisen musst, es geht ausschließlich um dein Wohlbefinden! Wenn du dich nicht alleine motivieren kannst, dann suche nach Partnern. Oft gibt es Sportvereine, die auch Walkinggruppen oder andere informelle Sportgruppen haben. Oder geh mit deinem Partner oder Freunden. Vielleicht ist auch Teamsport etwas für dich.

8. Nimm dir Zeit für dich

Das bezieht sich nicht nur auf deinen Stress, sondern auch auf deinen Sport. In der nächsten Woche wirst du viel Sport auf dem Plan stehen haben, aber auch Essen, dass frisch zubereitet werden will. Es funktioniert leider nicht, dass man vom nichts tun abnimmt. Du kannst auch nebenher viel Bewegung bekommen. Nimm keine Aufzüge oder Rolltreppen, sondern die Treppen. Laufe alle Distanzen unter einem Kilometer oder fahre alle Distanzen unter zwei Kilometern mit dem Fahrrad. Wenn du in einer Stadt lebst, ist das sogar schneller als mit dem Auto, denn du kannst alle möglichen Abkürzungen nehmen. Wenn du mit öffentlichen Verkehrsmitteln viel unterwegs bist, kannst du eine Haltestelle wählen, die weiter vom Ziel entfernt ist, damit du mehr läufst. Wenn du doch mit dem Auto fährst, park einfach nicht direkt vor der Tür des Supermarkts oder der Arbeit, sondern am anderen Ende des Parkplatzes, so kommst du auch schnell zu mehr Bewegung. Wenn du zu den technikaffinen Leuten gehörst, kannst du dir auch die Anschaffung eines Fitnessarmbands überlegen und dir zum Ziel setzen, täglich mindestens 10.000 Schritte zu laufen.

Kapitel 5: Das Ernährungsprinzip

Du bist, was du isst. Das trifft auch auf deinen Stoffwechsel zu. Wir haben eingangs erwähnt, dass es in diesem Buch nicht um eine Diät gehen wird und dass du bei der Wahl deiner Mahlzeiten so ziemlich freie Wahl haben wirst. Das stimmt auch, aber es kommt sehr darauf an, was du wann isst, in welchen Mengen und welcher Zusammensetzung.

Um deinen Stoffwechsel bei Laune zu halten, sollte deine Ernährung ausgewogen sein. Jeder spricht davon, aber was genau ist eigentlich ausgewogene Ernährung?

- Du brauchst viel Getreideprodukte. Wenn du nicht unter Gluten Intoleranz leidest, dann iss keine glutenfreien Produktc. Dabei stehen vor allem Vollkornprodukte im Fokus, denn sie enthalten wichtige Ballaststoffe und Minerale, die im Weißmehl kaum oder nicht enthalten sind. Außerdem bestehen Vollkornprodukte aus längeren Kohlehydratketten, was heißt, dass ihr Abbau im Verdauungssystem viel mehr Zeit braucht und du fühlst dich für längere Zeit satt. Dadurch wirst du erst gar kein Bedürfnis nach einem Snack haben, der zusätzliche Kalorien hat.

- Fünf Portionen Obst oder Gemüse pro Tag. Beachte dabei, dass Obst sehr viel Zucker (Kohlenhydrate) enthält und deshalb nicht gerade abends gegessen werden sollte. Du kannst zwischendurch einen Snack Obst oder Gemüse essen, als Beilage zu den Mahlzeiten oder auch mal einen grünen Smoothie machen. Es gibt unendlich viele Möglichkeiten, Gemüse in leckere Mahlzeiten zu verarbeiten.

- Täglich Milch oder Milchprodukte essen/trinken. Pass allerdings dabei auf, denn Milch ist ein kalorienreiches Getränk. Dennoch enthält Milch und Milchprodukte sehr wichtige Nährstoffe, wie Calcium, was für unsere Knochen unerlässlich ist.

- Fisch zweimal in der Woche essen: Salzwasserfisch enthält viele wichtige Fettsäuren und außerdem Selen, was sehr wichtig für die Entsorgung für Giftstoffe aus dem Körper ist. Fisch ist damit einer der wichtigsten Verbündeten in deinem Kampf gegen Giftstoffe im Körper und kann dir gut dabei helfen, den Stoffwechsel zu beschleunigen.

- Fleisch, Wurst und Eier sind gut, aber nicht mehr als 300 bis 600 Gramm pro Woche. Fleisch enthält wichtige

Mineralstoffe, tierische Eiweiße und die Vitamine B1, B6 und B12, aber eben nur in Maßen. Geflügelfleisch ist besser, als rotes Fleisch (Rind und Schwein), da es gesünder ist und Fleisch ist besser, als Wurstwaren.

- Wenig Fett. Es ist korrekt, dass 30% deiner täglichen Energie aus Fett bestehen sollte. Fett besitzt aber eine extrem hohe Energiedichte, sodass wir oft die 30% Marke überschreiten, ohne es zu wissen. Nimm an, dein Grundverbrauch liegt bei 1500 kcal am Tag. 30% davon wären dann 450 kcal. Ein Glas Milch enthält aber schon 75 kcal Fett, ein Esslöffel Butter 100 kcal und ein Esslöffel Pflanzenöl sogar 120 kcal. Aus diesem Grund erreichen wir oft unsere 450 kcal Fett lange bevor der Tag vorbei ist. Statt fettreduzierten Produkten ist es besser, fettreiche Lebensmittel nur in Maßen zu genießen und beim Salatdressing und kochen auf Öl größtenteils zu verzichten. Wir haben oft gelernt, beim Braten viel Öl zu verwenden. Das hatte früher seinen Sinn, denn dein Essen wäre sonst in der Pfanne angebrannt. In den modernen Bratpfannen kann aber nichts mehr anhaften und deshalb kannst du tatsächlich mit nur einem Teelöffel Öl bequem dein Gericht braten.

Alle Gerichte, die frittiert werden, können übrigens auch genauso gut fettfrei im Backofen zubereitet werden!

- Wenig Zucker: wie oben schon erwähnt, ist Zucker das Kohlenhydrat, das am schnellsten abgebaut wird und dich somit nur sehr kurz sättigt. Deine tägliche Zuckermenge wird so ziemlich durch das Obst abgedeckt. Gönn dir ab und zu mal ein Stückchen Schokolade, aber iss nicht gleich die ganze Tafel.

- Nicht zu viel Salz verwenden. Salz ist wichtig und gut, aber zu viel ist nichts für den Körper und muss aufwändig ausgespült werden, was den Stoffwechsel wieder von wichtigeren Aufgaben (dem Abbau von Fett und Giftstoffen) ablenkt.

Die ausgewogene Ernährung ist ganz leicht durchzusetzen, indem du anstelle von Fertigprodukten selbst deine Mahlzeiten zubereitest. Du weißt dadurch nicht nur, was in deinem Essen steckt, sondern kannst auch Mengen ändern (wie zum Beispiel Fett).

Das einzige, was während der nächsten Woche wirklich tabu ist, sind Kaffee, schwarzer Tee, Alkohol und Junk Food. Dazu gehören Chips, Torten und sämtliche frittierte Lebensmittel.

Gewürze für den Stoffwechsel

Um deinen Stoffwechsel den extra Kick zu geben, kannst du auf Gewürze zurückgreifen.

Knoblauch und Zwiebeln unterstützen den Körper bei der Entgiftung und sind außerdem natürliche Antibiotika.

Dill, Fenchel, Majoran, Oregano, Thymian und Liebstöckel fördern die Verdauung sehr stark.

Chili, Cayennepfeffer, Pfeffer, Meerrettich und Wasabi fördern die Durchblutung im ganzen Körper und beschleunigen damit den Stoffwechsel in den Zellen. Außerdem kann das Capsaicin, was im Chili und Cayennepfeffer vorkommt, deinen Blutzuckerspiegel mitregulieren und du bekommst weniger Heißhungerattacken. Wir empfehlen dir, Chili, Cayennepfeffer und Pfeffer nicht gemahlen zu kaufen, sondern alles selbst frisch mahlen. Dann hast du alles frisch und kannst von einer viel besseren Wirkung profitieren.

Rosmarin wirkt anregend und unterstützt damit die Fettverbrennung und das ganz ohne schädlichem Koffein. Wenn du glaubst, du kommst nächste Woche absolut nicht ohne deinen Kaffee aus, dann mach dir einfach einen Rosmarintee zum Frühstück.

Zimt senkt ebenfalls den Blutzuckerspiegel und unterstützt auch die Wärmeproduktion des Körpers, was zu einem erhöhten Kalorienverbrauch führt.

Ingwer ähnelt dem Zimt: er heizt dem Körper so richtig ein und erhöht damit deinen Kalorienbedarf. Du kannst Ingwer im Essen zu dir nehmen oder als Tee trinken. Dazu einfach eine Ingwerwurzel in kleine Scheibchen schneiden und mit heißem Wasser aufgießen.

In den Rezeptvorschlägen für die kommende Woche werden wir auf einige dieser Gewürze zurückgreifen. Wenn du nach deinen eigenen Rezepten kochst, versuche einfach, diese Gewürze einzubauen.

Kapitel 6: Sport, aber richtig

Du wirst in der nächsten Woche viel Sport treiben. Schließlich will der Stoffwechsle in Schwung kommen und du willst Kalorien verbrennen. Wir unterscheiden hier zwischen zwei Arten von Sport: dem Ausdauersport, der deinen Kalorienverbrauch stark erhöhen soll und dich auch fitter macht und der Kraftsport, der dem Aufbau von Muskeln dient, die schließlich deinen Körper formen sollen.

Dabei gilt gleichmal eins vorneweg: niemand ist als Athlet geboren worden! Übertreibe nichts und steigere dich nur langsam. Außerdem ist es wichtig, dass du dir darüber bewusst bist, dass Muskeln ein erhebliches Gewicht haben. Wenn du Muskeln aufbaust, wirst du nicht viel Gewicht verlieren, aber trotzdem ändert sich viel in deinem Körper, denn anstelle von schwabbligem Fett hast du nun knackige Muskeln und du bist fitter und gesünder. Die Waage ist also noch lange nicht dein einziger Messwert, du darfst nur kein Gewicht zunehmen, aber eine zeitweilige Stagnation ist völlig in Ordnung! Schau einfach in den Spiegel, denn dort wirst du den Unterschied finden.

Um Sport richtig zu treiben, braucht es vor allem Freude an der Sache. Wenn du keine Lust hast, machst du oft Fehler oder gibst ganz auf. Daher solltest du in dich gehen und eine Sportart finden, die dir Spaß macht. Dies gilt vor allem für den Ausdauersport, denn du wirst dich damit einige Stunden lang in der kommenden Woche beschäftigen. Mach auch nicht immer den gleichen Ausdauersport. Wechsel zwischen mehreren Sportarten ab, dann werden auch unterschiedliche Muskelgruppen trainiert. Es ist außerdem falsch, dass Ausdauersport immer nur aus Sportarten besteht, bei denen man alleine ist (Laufen, Radfahren, etc.). Viele Teamsportarten gehören zu den besten Fettkillern.

Um einen Überblick über verschiedene Sportarten zu gewinnen, haben wir hier mal ein paar aufgelistet, zusammen mit ihrem Kalorienverbrauch pro Stunde:

- Basketball – 440 kcal
- Fußball – 680 kcal
- Kampfsport – 800 kcal
- Klettern – 760 kcal
- Seilspringen – 800 kcal
- Laufen (gemächlicher Trab) – 660 kcal

- Laufen (normal) – 1000 kcal
- Laufen (zügig) – 1400 kcal
- Radfahren (flaches Terrain oder mittlere Geschwindigkeit) – 480 kcal
- Radfahren (hügelig oder hohe Geschwindigkeit) – 820 kcal
- Rudern – 700 kcal
- Schwimmen – 700 kcal
- Skifahren – 480 kcal
- Tennis – 560 kcal
- Volleyball – 300 kcal
- Nordic Walking – 520 kcal

Es gibt sehr viel Auswahl und sehr viele Kombinationsmöglichkeiten.

Ein weiterer Ausdauersport wird oft übersehen: das Wandern. Du verbrauchst „nur" um die 400 kcal pro Stunde, aber beim Wandern bewegst du dich meistens drei bis fünf Stunden, wohingegen du bei allen anderen Ausdauersportarten meistens nur eine halbe bis eine Stunde lang in Bewegung bist. Unterm Strich kann Wandern also weitaus mehr Kalorien verbrennen, als der Rest.

Wenn du Sport langweilig findest, bist du nicht alleine. Viele, die keinen oder nur wenig Sport treiben, sagen dasselbe. Das muss aber nicht so sein!

Finde Leute, mit denen du zusammen Sport treiben kannst. Geh raus in die Natur, du wirst kaum glauben, was man zu allen Jahreszeiten da draußen entdecken kann. Auch bei schlechtem Wetter! Zieh dich warm genug und wasserfest an und los geht's. Hör Musik oder ein spannendes Hörbuch an. Geh an einen Ort, wo du schon ewig mal hinwolltest (die Neubausiedlung, die neu bepflanzte Gegend im Stadtpark, usw.). Deiner Fantasie sind keine Grenzen gesetzt!

☐

Kapitel 7: In 7 Tagen zum schnellen Stoffwechsel

Vorbereitung

Jeder von uns hat einen anderen Lebensstil, einen anderen Körper, eine andere Fitness und Gesundheit und einen anderen Alltag. Sei daher nicht überrascht, wenn wir zum Teil vage Angaben machen, denn jemand, der nie Sport treibt, wird von einer halben Stunde Joggen völlig überwältigt sein, während das für eine sportliche Person ein Klacks ist. Dasselbe gilt für Rezepte. Jeder isst anders, manche haben auch Familie und Partner, die nicht unbedingt unterstützend sind und jeder braucht eine unterschiedliche Menge an Kalorien.

Als aller erstes nimmst du deinen Terminkalender und einen roten Stift und fängst an, für die geplante Woche Termine zu streichen. Du wirst mit dem kommenden Programm sehr beschäftigt. Wir versuchen, die Woche so zu gestalten, dass ein Vollzeitjob mit 40 Stunden pro Woche kein Problem darstellt, aber darüber hinaus wird nicht viel Luft für Extras bleiben. Eine Woche ist keine lange Zeit, um etwas Träges, wie den

Stoffwechsel anzukurbeln, also wirst du viel dafür tun müssen.

Ein weiterer wichtiger Schritt zur Vorbereitung ist die Berechnung deines Grundverbrauches, wie wir sie in Kapitel 2 beschrieben haben. Achte darauf, dass du in etwa dieselbe Menge an Kalorien zu dir nimmst. Bei den Rezepten haben wir immer die Kalorienmenge angegeben. Auch Rezepte im Internet haben immer eine Kalorienangabe, an der du dich orientieren kannst. Wenn dein Bedarf drüber oder drunter liegt, pass einfach die Menge der Rezepte daran an oder gönn dir einen leichten Snack zwischendurch.

Außerdem haben wir beschrieben, dass Stress äußerst kontraproduktiv ist. Ein weiterer Grund, um im Terminkalender auszumisten. Wenn du aufgrund des Programms nur noch mehr Stress hast, wirst du am Ende leider nichts erreichen.

Nimm dich ernst: du musst nicht immer für andere da sein und du solltest deinen Körper achten. In der kommenden Woche geht es nur um dich und deinen Körper. Andere sind jetzt außen vor!

Deine Mahlzeiten sollten regelmäßig zu festgesetzten Zeiten sein, damit sich dein Stoffwechsel darauf einstellen kann, dass es zuverlässig immer Essen gibt und er keine Notrationen in Form von Fett anlegen muss.

Dein Schlaf ist auch sehr wichtig. Achte darauf, dass du jede Nacht etwa acht Stunden Schlaf bekommst! Geh rechtzeitig ins Bett. Wenn du Probleme mit dem Einschlafen hast, dann kannst du auch einen Tee mit geeigneten Kräutern trinken und zur Entspannung eine Massage oder Yoga machen. Außerdem wirst du es jetzt vielleicht noch nicht glauben, aber du wirst abends müder sein, als du es normal gewöhnt bist, denn du wirst dich viel mehr bewegen und dadurch deinen Körper erschöpfen.

Wir haben das Wochenende auf die Tage 6 und 7 gelegt. Wenn deine freien Tage zu einer anderen Zeit sind, oder du das Programm nicht an einem Montag anfängst, ist das kein Problem, verschiebe Tage 6 und 7 einfach auf deine freien Tage.

Tag 1

Frühstück

Los geht's mit einem gesunden Frühstück, das reich an Protein ist.

Du kannst wählen zwischen Haferflocken mit Quark oder Joghurt oder einem Proteinshake.

Haferflocken (335 kcal)
50 Gramm Haferflocken (zart), 100 Gramm Magerquark, 100 Gramm Naturjoghurt mit 3,5% Fett, ein halber Teelöffel Zimt, ein Teelöffel Honig.

Proteinshake (205 kcal)
100 g Magerquark, 1 EL Rapsöl, 100 ml Magermilch, 1 Prise Salz, 100 ml Wasser, ein Teelöffel Honig und ein halber Teelöffel Zimt.

Beide Rezepte sind nur die Basis. Du kannst nun etwas kleingeschnittenes Obst hinzufügen oder auch Beeren. Da Obst allerdings viel Zucker enthält, sollte der Löffel Honig dann weggelassen werden. Du kannst auch dunklen Kakao (nicht zu verwechseln mit kalorienreicher Trinkschokolade), Vanille oder andere Gewürze hinzufügen.

Denk daran, keinen Kaffee oder schwarzen Tee zu trinken. Du kannst aber gut einen grünen Tee oder einen Kräutertee (Rosmarin ist anregend) oder Ingwertee trinken.

Bei der Arbeit/ im Alltag

Wenn du durch den Tag gehst, benutzt du bestimmt die eine oder andere motorisierte Transportmethode. In den kommenden fünf Tagen solltest du einen Teil davon durch Laufen oder Radfahren ersetzen. Das Ziel ist, während deiner Erledigungen oder deinem Weg von und zur Arbeit mindestens einen Kilometer zu laufen oder zwei Kilometer mit dem Fahrrad zu fahren – pro Richtung! Dein Körper muss so viel wie möglich bewegt werden. Unter vier Stockwerken sind Aufzüge und Rolltreppen tabu! Auch wenn du über vier Stockwerke zurücklegst, solltest du den Aufzug nur für den Rest der Distanz benutzen und immer noch vier Stockwerke im Treppenhaus laufen. Es versteht sich von selbst, dass wir hier nicht nur von bergab, sondern auch von bergauf sprechen.

Es ist verständlich, dass man mit guten Absatzschuhen nicht viel laufen kann, also kannst du sie in einer Tasche für den Weg von und zur Arbeit einpacken und auf dem Weg selbst geeignete Schuhe tragen. Es liegt allein an dir, was du aus dieser Woche machst, also versuche, dich daran zu halten. Es gibt immer Gründe für Ausreden, wie schlechtes Wetter, keine Zeit, zu weit, lohnt sich nicht, usw.

Über den Vormittag hinweg solltest du einen knappen Liter Wasser trinken.

Mittagessen

Es bleibt dir überlassen, was du mittags isst, denn hier ist es aufgrund sehr verschiedener Arbeits- und Lebenssituationen beinahe unmöglich, Vorschläge zu machen. Ideal wäre eine warme Mahlzeit mit etwa 500 bis 600 kcal, die entweder vegetarisch ist oder nur wenig Fleisch enthält. Versuche, in dieser Woche keine Wurstwaren zu essen.

Wie haben in Kapitel 7 ein paar Rezeptvorschläge gesammelt, aber du kannst auch gerne ein ähnliches Gericht selbst aussuchen.

Wenn du in der Kantine deines Betriebs isst, dann versuche, keine Sahnesoßen, große Fleischmengen, Wurst, Käse, Mayonnaise oder große Mengen Kohlenhydrate zu essen. Oft ist es am besten, sich bei den Gemüsebeilagen oder vegetarischen Gerichten zu bedienen.

Und vergiss nicht die Gewürze, die wir im Kapitel 4 erwähnt haben. Gib ruhig ein bisschen Chili oder Pfeffer ins Essen, der gibt dem Stoffwechsel den extra Kick.

Auch am Nachmittag solltest du viel trinken, mindestens 0,75 Liter Wasser.

Training

Ausdauersport

Wenn du nach Hause kommst, ist heute eine halbe Stunde Ausdauersport angesagt, am besten an der frischen Luft. Das Ziel ist es, ins Schwitzen zu kommen (relativ zügig), aber trotzdem noch genug Puste zum Reden haben. Wenn du atemlos bist, überlastest du dich – schalte dann einfach einen Gang runter.

Danach kannst du dir eine kleine Pause gönnen und viel trinken.

Bauchmuskeltraining

Anschließend machen wir weiter mit Training für deine Bauchmuskeln. Dabei handelt es sich um ein kurzes aber äußerst effektives Training in acht Schritten, dass in etwas auch acht Minuten dauern wird. Also kurz und knackig, anstatt ewig leiden zu müssen. Du wirst damit dennoch deine Körpermitte formen können und auch die Fettverbrennung in der Bauchregion speziell ankurbeln. Durch das Ausdauertraining werden die Bauchmuskeln leider fast gar nicht beansprucht, deshalb bekommen diese ein extra Programm.

Du solltest diese Übungen am besten auf einem Teppich, einer Yogamatte, Isomatte oder einem Handtuch durchführen. Für ein besseres Ergebnis kannst sie vor einem Spiegel machen, dann siehst du genau, ob du dich gerade hältst oder nicht.

1. **Plank Challenge:** Leg dich ausgestreckt auf deinen Bauch. Nun stützt du deinen Oberkörper auf den Ellbogen ab und stellst die Zehen auf den Boden und hebst den Rest deines Körpers an. Dein Körper ruht nun ausschließlich auf den Unterarmen und den Zehen. Dabei sollte dein Hintern nicht durchsacken oder hoch in der Luft stehe, sondern möglichst eine Linie mit dem Körper bilden. Wenn das zu anstrengend ist, dann lege deine Knie am Boden ab. Das reduziert das Gewicht, dass du tragen musst. Halte die Position für 40 Sekunden, dann 15 Sekunden Pause.
2. **Seitliche Plank Challenge 1:** selbes Prinzip, jetzt liegst du aber auf deiner rechten Seite, stützt den

Oberkörper mit dem rechten Ellbogen und Unterarm und nun hebst du den Hintern, sodass der Körper nur noch mit dem rechten Unterarm und dem rechten Fuß Bodenkontakt hat. Diese Übung erfordert ein bisschen Gleichgewicht, es ist also ok, wenn du dich mit dem linken Arm leicht abstützt oder an irgendwas festhält. Wenn das zu anstrengend ist, kannst du deine Knie anwinkeln und dich darauf abstützen. Halte die Position wieder für 40 Sekunden, dann 15 Sekunden Pause.

3. **Seitliche Plank Challenge 2:** Nun ist die linke Seite dran. 40 Sekunden halten, dann 15 Sekunden Pause.
4. **Situps:** Während 40 Sekunden versuchst du mindestens 20 Situps durchzuführen.
5. **Plank Challenge**
6. **Seitliche Plank Challenge 1**
7. **Seitliche Plank Challenge 2**
8. **Situps**

Wenn du die 40 Sekunden nicht durchhalten kannst, weil sie zu lange sind, dann reduziere die Zeit auf 35 oder 30 Sekunden. Das

Wichtigste ist, dass du die acht Übungen vollständig machst und nicht irgendwann bei Übung Nummer fünf zusammenbrichst.

Als Abschluss der Übung leg dich auf den Bauch und stütze dich auf den Ellbogen ab und mach ein Hohlkreuz, um die Bauchmuskeln zu dehnen.

Abendessen

Hier hast du die Wahl zwischen einem Salat oder einer Suppe deiner Wahl, solange diese vegetarisch ist und keine Sahne enthält. Du solltest keine Kohlenhydrate mehr zu dir nehmen, also keine Kartoffeln, Getreideprodukte, Süßigkeiten, Obst, usw.

Tag 2

Frühstück

Der Tag fängt wieder mit einem Proteinshake oder Haferflocken an. Du kannst ruhig abwechseln oder andere Dinge hinzufügen, damit es nicht langweilig wird.

Zwischen Verlassen des Hauses am Morgen und der Rückkehr nach der Arbeit solltest du zwei Liter trinken. Am besten ist es für deinen Körper, wenn du immer wieder ein paar Schlucke nimmst, statt einen halben Liter auf einmal hinunter zu kippen.

Nach der Arbeit

Intervalltraining

Damit bringst du deinen Kreislauf so richtig in Schwung und regst deinen Stoffwechsel so an, dass er auch nach dem Training noch fleißig weiterhin Fett verbrennt. Wenn du allerdings Herz- Kreislaufprobleme hast, dann solltest du vorher mit deinem Arzt sprechen, ob Intervalltraining für dich geeignet ist, denn du wirst dich dabei sehr anstrengen. Wenn nicht, wird dein Arzt dir sicherlich eine Empfehlung geben können, die für dich geeigneter ist.

Die Sportart, die du fürs Intervalltraining wählst, bleibt dir überlassen. Du kannst laufen, radeln, rudern oder eine andere Ausdauersportart wählen.

Heute trainierst du für 30 Minuten.

- 5 Minuten aufwärmen: zügig, sodass es dir sehr warm wird, aber noch nicht an deine Grenzen gehend.
- 1 bis 2 Minuten Intervall
- 2 bis 3 Minuten Pause
- Wiederhole dies insgesamt fünf Mal
- Abschluss: 5 Minuten lang gemächlich bewegen.

Während eines Intervalls gibst du Vollgas und gehst an deine Grenze. Gib alles, bis dir beinahe der Atem wegbleibt.

Während der Pause kannst du gemächlich weiter machen, sodass du zwar weiterhin in Bewegung bleibst, aber wieder zu relativ normalem Atem findest.

Als Abschluss solltest du trinken, denn du hast jetzt ordentlich geschwitzt und Wasser verloren.

Wenn du noch Energie übrighast, kannst du das **Bauchmuskeltraining** von gestern wiederholen. Wenn du platt bist, dann genieße deinen Feierabend.

Abendessen

Zum Abschluss des Tages gibt es wieder einen Salat oder eine vegetarische Suppe. Mach dir dabei die Gemüsesorten der Saison zunutze. Wenn es gerade Winter ist und außer Wurzelgemüse nichts saisonales erhältlich ist, kannst du auch mal im Dosenregal und bei der Tiefkühlabteilung nachschauen.

Tag 3

Der Tag beginnt heute etwas früher (Wecker stellen!).

Bürstenmassage

Eine Bürstenmassage ist das ideale Mittel, um morgens so richtig wach zu werden. Du erhöhst die Durchblutung in den Fettschichten unter der Haut und du regst die Haut und dein Lymphsystem dazu an, mehr Giftstoffe loszuwerden. Das Lymphsystem hat keine Pumpe, wie das Herz, daher ist es auf Bewegung und Massagen angewiesen.

Du brauchst zunächst eine Körperbürste (gibt's im Reformhaus oder auch in gut sortierten Drogeriemärkten).

Selbstverständlich solltest du nackt sein, denn die Massage funktioniert nicht, wenn Kleidung zwischen der Bürste und deiner Haut ist.

Beginne an einem Fuß an der Außenseite, und bürste sanft in Richtung Hüfte. Geh dann zur Innenseite über und bürste sie ebenfalls vom Fuß bis zur Hüfte. Am Po kannst du kreisende Bewegungen machen. Wiederhole alles am anderen Bein. Nun kommst du zu deinen Armen. Beginne am Handrücken und bürste die Außenseite deines Arms bis zur Schulter, dann die Innenseite und schließlich den anderen Arm. Zum Schluss kommen Bauch und Brust dran, wo du kreisförmige Bewegungen machen kannst. Du wirst merken, dass die Massage dich fit und munter macht, sogar mehr, als ein Kaffee erreichen könnte. Aus diesem Grund ist sie keine gute Idee am Abend, denn du würdest danach eventuell Probleme mit dem Einschlafen bekommen.

Ein idealer Abschluss wäre eine kalte Dusche.

Frühstück

Zum Frühstück gibt es wieder mal einen Proteinshake. Da du gerade viele Giftstoffe freigesetzt hast, solltest du außerdem mindestens einen viertel Liter Wasser oder ungesüßten Früchte-/ Kräutertee zum Frühstück trinken.

Es kann sein, dass du etwas Muskelkater vom Bauchmuskeltraining oder vom gestrigen Intervalltraining hast, allerdings sollte dir das keinen Grund geben, aufs Laufen oder Radfahren beim Weg in die Arbeit zu verzichten. Du hast hoffentlich schon gemerkt, dass Bewegung an der frischen Luft deinen Verzicht auf Kaffee fast wieder wettmacht und gleich zwei Fliegen mit einer Klappe schlägt.

Training

Nach der Arbeit steht heute eine ganze Stunde **Ausdauersport** auf dem Programm. Wenn das Wetter miserabel ist, kannst du auch im Hallenbad deine Runden drehen. Hauptsache, du bewegst dich eine Stunde lang so, dass du ins Schwitzen kommst. Trink deshalb immer wieder ein bisschen.

Abendessen

Zum Abendessen gibt es wieder einen Salat oder eine Suppe, heute allerdings mit 100 Gramm magerem Fisch oder Hühnerbrust. Wenn du Vegetarier bist, darfst du das Fleisch mit 2 Eiern ersetzen.

Tag 4

Frühstück

Heute solltest du dich bereits besser fühlen, es ist schließlich schon Tag 4. Es ist in Ordnung, wenn du müde bist, denn du bewegst dich viel mehr, als du gewöhnt bist. Aber deine Vitalität wird gerade erheblich gesteigert.

Zum Frühstück gibt’s mal wieder Proteinshake oder Haferflocken.

Vergiss nicht, über den Tag verteilt (zusätzlich zu Frühstück und dem Abend) zwei Liter zu trinken. Dein gesamtes Trinkpensum für den Tag sollte bei etwa 3,5 bis 4 Liter Wasser liegen.

Training

Nach der Arbeit steht heute eine Runde **Intervalltraining** auf dem Programm, heute steigerst du dich allerdings auf 6 Intervalle, statt 5.

Anschließend **Bauchmuskeltraining** in acht Schritten, dann hast du es für heute geschafft.

Abendessen

Da du heute deine Muskeln stark beansprucht hast, darfst du auch gerne 150 Gramm mageren Fisch oder Hühnerbrust zum Salat oder der Suppe beim Abendessen hinzufügen.

Tag 5

Der heutige Tag sieht aus, wie Tag 3. Also vergiss nicht, deinen Wecker etwas früher zu stellen und fang mit einer **Bürstenmassage** an und nach der Arbeit steht wieder **Ausdauertraining** auf dem Programm. Heute solltest du allerdings eine andere Sportart wählen, als vorgestern. Damit belastest du andere Muskelgruppen und trainierst dich nicht einseitig.

Das Abendessen fällt heute vegetarisch aus.

Tag 6

Gratuliere, du hast es durch die Arbeitswoche geschafft, nun steht der Endspurt an!

Frühstück

Der Samstag startet mit einer weiteren Portion Proteinshake oder Haferflocken.

Training

Dann geht's nach draußen zum **Intervalltraining**. Dabei steigerst du dich heute auf 7 Intervalle (du schaffst es!).

Nun hast du dir eine kleine Pause verdient und darfst dir eine weitere **Bürstenmassage** gönnen. Bis zu diesem Zeitpunkt solltest du heute schon eineinhalb Liter Wasser getrunken haben.

Mittagessen

Ratatouille mit Grillkäse

(650 kcal)

Zum Mittagessen kannst du dir ein Ratatouille mit Grillkäse kochen. Das geht leicht und ist auch arm an Kalorien und schmeckt lecker.

Du brauchst: 1 Zwiebel, 1 Paprikaschote (wenn möglich rot), eine kleine Zucchini,

Knoblauch, Salz, Pfeffer, weitere Gewürze und Kräuter nach Belieben, 100 ml Brühe, einen Grillkäse

Zubereitung

Die Zwiebel schälen und in schmale Ringe schneiden, Paprika putzen und in Streifen schneiden, die Zucchini in Scheiben schneiden und den Knoblauch pressen oder klein hacken. Alles in eine ofenfeste Form geben, würzen und mir Brühe übergießen. Nun den Grillkäse drauflegen und alles bei 200 Grad etwa 15 Minuten im Backofen garen. Am Ende den Grill einschalten, bis alles golden überbacken ist.

Nachmittags gibt es erst mal eine kleine Pause. Du solltest dich dabei gut entspannen können, denn Stress ist wie schon beschrieben schlecht für einen schnellen Stoffwechsel.

Training 2

Gegen später solltest du **Bauchmuskeltraining** machen.

Anschließend, wo du schon warm bist, machst du noch 45 Minuten **Ausdauersport**.

Abendessen

Zum Abendessen wieder eine Suppe oder einen Salat mit 150 Gramm Fleisch, Ei oder Fisch.

Tag 7

Du hast es fast geschafft, der letzte Tag heute!

Bürstenmassage

Es geht los mit einer Bürstenmassage, ob vor oder nach dem Frühstück bleibt dir überlassen.

Nach dem Morgenprogramm solltest du dir einen Rucksack packen mit wetterfester Kleidung, mindestens zwei Litern Wasser und einem Mittagessen zum Mitnehmen.

Mittagessen to go

(400-500 kcal)

Du brauchst: Ein hartgekochtes Ei, 150 Gramm Hüttenkäse, etwa 400 Gramm verschiedene Gemüsearten, wie Gurken, Minitomaten, Karotten, Stangensellerie, oder was auch immer du magst.

Wasche und schneide das Gemüse (ggf. schälen) und pack es in eine große Dose oder Tüte. Pack den Hüttenkäse in eine Dose und das Ei in ein Blatt der Küchenrolle (sodass es weich gelagert ist).

Training

Wanderung/ Radtour

Heute geht es für eine Wanderung oder eine Radtour nach draußen. Das Ziel ist die langanhaltende Bewegung, die deinen Stoffwechsel nachhaltig ankurbelt.

Die Bewegung sollte nur so schnell sein, dass es dir warm wird und du leicht schwitzt, aber noch leicht ein Gespräch führen kannst. Es kommt hier nämlich auf die Dauer an. Du wirst heute mindestens vier, besser fünf Stunden wandern oder Radfahren. Die Pausen zählen hierbei nicht mit in die Zeit.

Das mag zunächst nach einer langen Zeit klingen, aber wenn du draußen erst mal den Wald und vielleicht ein Ausflugsziel entdeckst, wirst du viel Spaß haben. Vergiss auf keinen Fall den Foto!

Pro Stunde verbrauchst du nicht viele Kalorien, nur etwa 300 kcal. Aber die Zeit macht's, denn im Laufe von vier bis fünf Stunden verbrennst du 1200 kcal bis 1500 kcal. Wenn es viel bergauf geht, sogar noch mehr. Wenn du also keine Rundtour, sondern eine Strecke von A nach B wählst, dann nimm ruhig die Richtung, die bergauf führt und fahr bergab.

Wenn du nach Hause kommst, solltest du viel trinken.

Als Abschluss des Tages nochmal eine Runde **Bauchmuskeltraining**, dann hast du es geschafft!

Abendessen

Zum Abendessen darfst du dir wieder 150 Gramm Ei, Fleisch oder Fisch gönnen.

Schlusswort

Gratuliere! Du hast eine Woche durchgehalten!!

Wie fühlst du dich jetzt? Hoffentlich stolz, denn nicht jeder hat den Willen, sieben Tage durchzuhalten.

Dein Stoffwechsel sollte jetzt erheblich schneller sein, als vor einer Woche. Das bedeutet, dass du jetzt einen höheren Grundverbrauch haben wirst. Dein Körper frisst Kalorien, ganz von alleine.

Das wird natürlich wieder weniger werden falls du nun einfach nichts mehr tust. Wenn du deinen Stoffwechsel nur wegen einem Event oder einem Urlaub auf Trab bringen solltest, ist das nicht tragisch. Wenn du zukünftig einen schnelleren Stoffwechsel haben willst, solltest du mindestens zweimal in der Woche (öfter ist besser) eine Stunde lang Sport treiben, dich im Alltag mehr bewegen und ausgewogen essen. Und behalte im Hinterkopf, welche Dinge die meisten Kalorien haben, inklusive Getränken, denn wir vergessen schnell, dass

Getränke auch stark zu Buche schlagen können.

Nun genieße aber erst mal dein neues Lebensgefühl und gehe mit Leichtigkeit und einem gestärkten Immunsystem durchs Leben!

Quellen

https://www.dge.de/ernaehrungspraxis/vollwertige-ernaehrung/10-regeln-der-dge/ (24.05.2017)

http://www.gesund.at/a/stoffwechsel (25.05.2017)

https://www.marathonfitness.de/tools/kalorienverbrauch-sport-tabelle/ (24.05.2017)

http://www.schlank-trotz-job.de/gewuerze-zum-abnehmen/ (24.05.2017)

http://www.sportunterricht.ch/Theorie/Energie/energie.php (24.05.2017)

https://www.zentrum-der-gesundheit.de/trockenbuerstenmassage-pi.html (27.05.2017)

Impressum

Impressum und Verlag Sophia Thiemann

c/o Papyrus Autoren-Club, R.O.M. Logicware GmbH
Pettenkoferstr. 16-18, 10247 Berlin

Wichtiger Hinweis:

Die in diesem Buch enthaltenen Informationen dienen ausschließlich informativen Zwecken und dürfen unter keinen Umständen als Ersatz für eine professionelle Beratung oder Behandlung durch ausgebildete und anerkannte Ärzte angesehen werden. Diese beinhalten keinerlei Empfehlungen bezüglich bestimmter Diagnose- oder Therapieverfahren. Die Inhalte dürfen niemals als eine Aufforderung zur Selbstbehandlung oder als Grundlage für Selbstdiagnosen und -medikation verstanden werden. Die Informationen spiegeln lediglich die Meinung des Autors wieder. Der Autor übernimmt für die Art oder Richtigkeit der Inhalte keine Garantie, weder ausdrücklich noch impliziert.

Sollten Inhalte des Buches gegen geltendes Recht verstoßen, dann bittet der Autor um umgehende Benachrichtigung. Die betreffenden Inhalte werden dann umgehend entfernt oder geändert.

Haftung für Links

Das Buch enthält Links zu externen Webseiten Dritter, auf deren Inhalte wir keinen Einfluss haben. Deshalb können wir für diese fremden Inhalte keine Gewähr übernehmen. Für die Inhalte der verlinkten Seiten ist stets der jeweilige Anbieter oder Betreiber der Seiten verantwortlich. Die verlinkten Seiten wurden zum Zeitpunkt der Verlinkung auf mögliche Rechtsverstöße überprüft. Rechtswidrige Inhalte waren zum Zeitpunkt der Verlinkung nicht erkennbar. Eine permanente inhaltliche Kontrolle der verlinkten Seiten ist jedoch ohne konkrete Anhaltspunkte einer Rechtsverletzung nicht zumutbar. Bei Bekanntwerden von Rechtsverletzungen werden wir derartige Links umgehend entfernen.

9507299R00042

Printed in Germany
by Amazon Distribution
GmbH, Leipzig